Note sur l'emploi du chloroforme pour le diagnostic des calculs de la vessie.

PAR

Robert SOREL (du Havre),

Ancien interne des Hôpitaux de Paris.

OBSERVATION.

Calcul vésical. — Cystite intense. — Pierre méconnue par l'exploration directe. — Chloroformisation. — Diagnostic du calcul. — Taille hypogastrique. — Guérison.

Antécédents héréditaires. — Le père de M. P... a toujours été bien portant et est mort à 78 ans d'une attaque d'apoplexie. La mère, obèse, un peu asthmatique est morte à 75 ans de pneumonie. Frère mort à 52 ans de paralysie générale. Pas d'autre frère ni sœur. Pas d'enfants.

Antécédents personnels. — M. P... ne se souvient pas avoir jamais été malade. Pas de rhumatisme. Il a eu seulement une bronchite, il y a deux ans. Il est un peu gras ; son état général est bon. Il n'a jamais eu de colique néphrétique. Il aurait eu seulement, il y a 20 ans, quelques douleurs passagères dans les reins et depuis ces douleurs n'ont jamais reparu.

Il y a deux ans, il aurait rendu quelque peu de sable pendant trois mois. A cette époque, il prit du bicarbonate de soude et de l'eau de Vals. Ce fut là tout le traitement qu'il suivit.

Il y a trois ans, il fut sondé pendant trois mois avec des bougies, parcequ'il se plaignait de douleurs et d'un peu de lenteur de la miction.

En avril 91, assez rapidement, il a eu des douleurs en allant en voiture, et à la suite il a uriné du sang.

Depuis il ne peut plus aller en voiture sans éprouver les mêmes symptômes. Ses urines étaient très épaisses et ammoniacales. Aussitôt qu'il marchait, il urinait avec douleur ; les mictions devenaient fréquentes.

Depuis un an, il ne pouvait plus du tout aller en voiture. Dans les derniers mois il ne pouvait même plus aller à son bureau, à 30 mètres environ, sans uriner du sang. Alors les mictions revenaient toutes les heures et même dans les derniers 15 jours toutes les demi-heures.

En août 91, le malade aurait pris à Paris plusieurs consultations. Malgré des explorations consciencieuses de la vessie, on diagnostiqua une cystite du col. Deux autres médecins du Havre firent le même diagnostic et prescrivirent le même genre de traitement : santal, tisane de chiendent, lavements calmants, etc., le tout sans résultat. On essaya les instillations dans l'urèthre postérieur sans obtenir d'amélioration.

Appelé dans ces circonstances le 2 mars 1893 en consultation par M. le Dr de Lignerolles, M. Sorel, au récit de ces vives souffrances, de ces mictions se renouvelant toutes les 20 minutes, dont la douleur se manifestait surtout à la fin de la miction et se prolongeait quelques instants après l'expulsion des dernières gouttes, de ces hématuries qui se présentaient dès le moindre mouvement, pensa à une cystite calculeuse. Mais le malade, ayant gardé le souvenir des souffrances atroces que lui procurait l'exploration intra-vésicale, se refusait à se laisser sonder. Aussi, dans cette première entrevue, M. Sorel ne put constater que le bon état général, l'intégrité des testicules, du cordon, des vésicules séminales et de la prostate.

M. Sorel décida alors de chloroformiser le malade et de faire une exploration complète sous l'anesthésie, pensant : 1º ne pas faire souffrir le malade ; 2º avoir une vessie tolérante lui permettant une exploration méthodique et la découverte probable d'un calcul, que la contractibilité de la vessie lui aurait masqué certainement.

Le dimanche 5 mars, sous le chloroforme, il constata tout d'abord que le canal était libre. La vessie se laissait distendre un peu ; mais, le chloroforme n'étant pas donné à fond, il ne put introduire et maintenir dans la vessie que 120 grammes de liquide au grand maximum.

La sonde en gomme introduite dans la vessie pour faire le lavage donna le frottement caractéristique d'un calcul.

Au début, l'explorateur métallique de Guyon faillit donner de moins bons résultats que la sonde en gomme. Le chloroforme n'étant pas donné à fond, M. Sorel ne sentait que la paroi vésicale se contractant sur l'instrument et ne manœuvra celui-ci qu'avec peine ; au bout de quelque temps lorsque le malade fut mieux endormi, il perçut enfin le frottement pathognomonique.

Il enleva alors l'explorateur pour ne pas prolonger l'examen, la vessie saignant facilement ; il repassa la sonde et fit un lavage au nitrate d'argent.

Le soir, le malade a bien reposé ; mais il a eu des envies très fréquentes d'uriner : les mictions revenaient toutes les 10 ou 15 minutes. Le lendemain matin et soir, il eut des frissons, de la moiteur, et un peu de température. Il prit un gramme de quinine ; le mardi, la température redevint normale. On décida de faire alors la taille hypogastrique.

Opération. — Le 9 mars, à 5 heures du soir, par M. Sorel, avec l'aide de M. le Dr de Lignerolles.

Le malade est chloroformisé ; on lui met le ballon de Petersen gonflé de 300 grammes d'eau ; on lui fait des lavages de la vessie à l'eau boriquée et au nitrate d'argent.

On introduit dans la vessie environ 390 grammes d'eau boriquée ; on fait l'incision de la paroi abdominale sur la ligne blanche et on tombe sur une grande épaisseur de graisse. Quand la ligne blanche est incisée, le péritoine se refoule facilement en haut ; on ponctionne la vessie au bistouri, on passe deux fils suspenseurs de chaque côté, opération rendue assez difficile, vu la profondeur à laquelle est située la vessie ; on retira alors le ballon de Petersen.

La pierre est dure et les tenettes glissent sur elle ; elle est presque cubique ; pour la retirer, on est obligé de contusionner les bords de l'incision.

La vessie saigne facilement, mais ne présente pas d'hémorrhagies d'artères de calibre. On lave la vessie et le trajet de l'incision à l'eau phéniquée forte. On place la sonde de de Pezzer n° 20.

On place en haut et en bas un point de suture au catgut traversant toute la paroi vésicale ; et, au milieu, les tubes accolés de Guyon. Suture des muscles de la paroi abdominale au catgut ; 3 sutures profondes au crin de Florence ; 3 crins superficiels dans l'intervalle.

Les tubes et la sonde essayés fonctionnent bien ; il sort de petits caillots de sang.

Pansement à la gaze iodoformée, ouate hydrophile, bandage de corps.

Suite. — Au réveil, le malade a eu un peu d'agitation ; mais il se calme bientôt un peu. Injection de 2 centigrammes de morphine.

10 mars. — Pendant la nuit le malade a dormi de 9 heures 1/2 à 5 heures. Après son réveil, il a eu toute la journée environ, toutes les 2 heures, des crises de mictions douloureuses. Le soir on lui donne 0,50 centig. de sulfate de quinine. Température du matin, normale. Lait et grogs. Température du soir, 37°,5. Les tubes fonctionnent toujours bien ; il sort de petits caillots.

11 mars. — Les envies d'uriner apparaissent toutes les deux heures ; la sonde marche bien. Le soir, 1 cent. de morphine. Le tube fonctionnent bien ; il sort encore quelques petits caillots.

12 mars. — Le matin purgation ; quelques nausées.

13 mars. — Les tubes vont bien ; plus de crises aiguës, mais il existe encore quelques envies d'uriner ; les urines sont claires ; pas de caillots.

14 mars. — On change le pansement, on enlève les tubes. La sonde fonctionne bien. On coupe les deux fils profonds aux environs du tube.

15 mars. — Le malade ne dort pas de la nuit, quoique n'ayant pas d'envie d'uriner violente et n'éprouvant plus de souffrances dans la vessie. Comme le pansement est un peu mouillé, on le change ; la sonde fonctionne bien. Le soir, le pansement est encore mouillé.

16 mars. — Le malade ne dort pas la nuit ; il se plaint de mal de tête et n'a pas d'appétit. Il est énervé et s'inquiète du résultat de l'opération. Le pansement est mouillé, mais la sonde fonctionne bien.

17 mars. — Le pansement est très mouillé ; on change la sonde qui est très aplatie ; on met une sonde en gomme n° 16, qui fait souffrir le malade.

19 mars. — Les urines sont très épaisses ; on met une sonde en gomme n° 20.

20 mars. — La sonde fonctionne ; les urines restant très épaisses, on donne dix capsules de santal. Le soir, la sonde fonctionne mal.

24 mars. — La sonde fonctionne ; mais l'urine coule toujours par la plaie.

23 mars. — On met une nouvelle sonde n° 19. Lavage deux fois par jour à l'eau boriquée.

27 mars. — On change le pansement ; les urines sont très chargées de sels ; aucune trace d'urine ne passe par la plaie depuis le 24.

29 mars. — On enlève la sonde, le malade urine bien seul.

30 mars. — Le malade urine toujours très bien sans sonde et ses urines sont moins chargées de sels.

1er avril. — Le matin un peu d'urine sort par la plaie. On replace une sonde. La plaie ne présente plus que deux parties.

13 avril. — Le passage de l'urine n'a duré que quelques heures, et depuis n'a plus eu lieu. La plaie est totalement cicatrisée. La sonde qu'on a laissée à demeure coule toujours bien.

16 avril. — Les jambes sont un peu enflées, on trouve un peu d'albumine dans les urines. On institue le régime lacté.

18 avril. — Le malade reste de nouveau sans sonde pendant la journée ; la plaie est toujours cicatrisée. Les jambes sont toujours enflées. La face est un peu bouffie.

20 avril. — Le malade ne remet pas la sonde pendant la nuit.

26 avril. — Depuis le 20, le malade urine toutes les 3 ou 4 heures le jour. La miction se fait normalement. Il y a un léger trouble au début. La nuit, les urines sont plus abondantes et les mictions un peu plus fréquentes.

On fait faire une analyse complète de l'urine ; on ne trouve ni sucre ni albumine. Le léger trouble est dû aux phosphates et se dissipe avec de l'acide. Cependant les jambes sont toujours enflées le soir. Le malade est resté au régime lacté absolu ; on supprime toute médication.

27 avril. — Le malade reprend le régime ordinaire.

17 mai. — Le malade est remis ; il est bien portant, l'œdème a disparu. Les urines sont toujours chargées de phosphates.

Le malade a été revu le 18 octobre ; il est toujours bien portant ; il ne présente aucun trouble de la miction ; ses urines sont claires.

La pierre trouvée dans la vessie pèse 45 grammes et mesure 5 centimètres 1/2 de longueur, 4 de largeur, 3 cent. 1/2 d'épaisseur.

* *

Réflexions. — L'état d'irritabilité de la vessie justifie l'emploi de la taille de préférence à la lithotritie.

Nous ferons remarquer seulement, au point de vue du manuel opératoire, qu'on n'a point employé la suture totale de la vessie que nous préconisions dernièrement (1), à cause de : 1° la contusion des parois ; 2° de l'hémorrhagie et du trouble des urines. On s'en est bien trouvé, car la sonde a été souvent oblitérée par des dépôts de sels.

Mais nous ne voulons insister dans cette observation que sur les services rendus par le chloroforme pour le diagnostic du calcul.

En résumé, nous voyons un malade qui a présenté, au début, les signes fonctionnels d'un calcul ; ensuite une cystite intense s'est développée ; la vessie avait une irritation telle qu'une exploration intra-vésicale était pour ainsi dire impossible. Elle ne pouvait donner aucun renseignement sur la présence de la pierre. C'est ce qui explique l'erreur commise sur la nature de cette cystite, quoique le malade ait été examiné par un chirurgien distingué de Paris et par deux autres confrères instruits. Au contraire, la chloroformisation a permis un diagnostic ferme.

Nous nous souvenons avoir commis ou vu commettre pareille erreur pendant notre année d'internat chez le professeur Guyon à Necker. Un malade arrive à la clinique, on soupçonne une pierre, et on ne trouve rien ; on donne néanmoins un billet d'admission, et le lendemain matin, alors que le malade est resté au repos au lit 24 heures, on trouve avec grande facilité une pierre ; ce qui est dû à l'accalmie et même dans certains cas à la guérison de la cystite calculeuse par le repos. Les malades se présentent soit dans le cabinet des spécialistes, soit aux cliniques et hôpitaux spéciaux dans les conditions les plus défavorables pour un examen intra-vésical. Ils viennent souvent de loin, ont fait des courses en chemin de fer ou en voitures ; l'attente dans un endroit où il n'est pas facile de satisfaire à un besoin de la miction et la grande préoccupation sur le résultat de leur consultation sont autant de causes défavorables.

Dans ces cas, il ne faut pas hésiter et recourir au chloroforme. Nous n'insisterons pas ni sur les raisons tirées de l'étude de la physiologie normale et pathologique de la vessie qui justifient son emploi,

(1) *Contribution à l'étude de la suture totale de la vessie;* par le Dr Robert Sorel (du Havre). Thèse de Paris, 1893.

ni sur la marche de la chloroformisation dans ce cas. Nous renvoyons à ce sujet au travail consciéncieux du Dr René Mougeat (1), ancien interne des hôpitaux du Havre, où on trouvera clairement exposées toutes les indications.

Nous conclurons avec lui : 1° Dans les cystites calculeuses intenses, les douleurs et les contractions partielles de la vessie peuvent rendre une exploration de cet organe impossible, ou en faussent le résultat.

2° Quelquefois, au bout de plusieurs jours de repos au lit, les symptômes s'amendent et permettent un examen facile et fructueux de la vessie.

3° Mais d'autres fois l'état du malade ne devient pas meilleur. Dans ce cas, pour poser un diagnostic ferme, il est de toute nécessité de faire l'exploration sous le chloroforme. Celui-ci, en effet, calme les douleurs, rend la vessie tolérante à la fois pour le liquide et pour les instruments.

(1) *De la chloroformisation pour le diagnostic de la cystite calculeuse;* par René Mougeat. Thèse de Paris, 1893.

LETTRE

ADRESSÉE

À LA SOCIÉTÉ MÉDICALE

DU 1er ARRONDISSEMENT DE PARIS,

PAR

LEROY-D'ÉTIOLLES,

Président actuel de cette Société, membre des Académies de médecine de Barcelone, Bruxelles, Madrid, Naples, Saint-Pétersbourg, de la Société impériale des médecins de Vienne, de la Société royale de médecine d'Édimbourg, de la Société médico-chirurgicale de Berlin, de la Société des sciences médicales de Lisbonne, de la Société royale des sciences et des arts de Nancy, des Sociétés de médecine d'Anvers, de Besançon, de Bruges, du Cher, de Dresde, de Gand, de Guadalaxara (Mexique), de Kœnigsberg, de Lyon, de Malines, de Marseille, de Moulins, de Munich, de Nancy, de la Seine, de Toulouse, de Turin, de Varsovie, de Willebroeck, du Conseil de salubrité de Bruxelles.

[illegible]

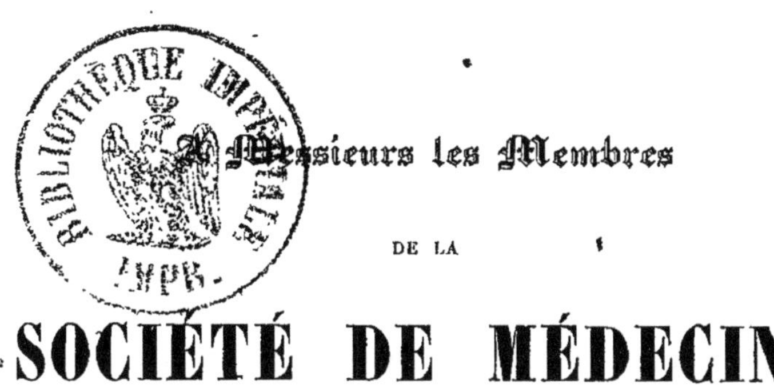

DE LA

SOCIÉTÉ DE MÉDECINE

du 1er arrondissement de Paris.

Mes chers Collègues,

Vous n'avez pu voir, sans regret, celui que vous avez honoré du titre de votre président engagé dans une lutte d'autant plus fâcheuse, qu'elle avait pour arène un journal politique, et pour spectateurs un public étranger à notre art; peut-être même, dans vos esprits, le blâme n'est-il pas loin de se joindre aux regrets. Avant de le prononcer, faites, je vous prie, la part de la défense légitime et de la provocation, et remontez à la cause première du scandale; car l'Écriture a dit : *Malheur à celui par qui le scandale arrive !*

Si les faits pouvaient laisser quelque doute sur le nom de l'agresseur, je vous dirais de vous rappeler cet axiome de jurisprudence : *Is est cui prodest.* Or, à qui de M. Heurteloup ou de moi pouvait profiter cette polémique? Jouissant d'une position pratique laborieusement acquise, ai-je besoin de publicité pour répandre mon nom, et surtout d'une publicité aussi compromettante? Personne ne le supposera. Il n'en est pas de même de M. le baron Heurteloup. Absent de France depuis dix-sept ans, adonné, pendant une partie de ce temps, au perfectionnement d'un système de fusil qu'il a vendu à la Russie, il veut aujourd'hui rentrer dans la pratique et exercer la lithotritie, non plus en Angleterre, où semblait devoir le rappeler le souvenir de ses anciens succès, mais à Paris, où son nom, connu des médecins, est complétement ignoré du public : il fallait donc lui donner tout d'un coup un grand retentissement. De là ces annonces désordonnées d'une opération qui n'offrait rien de nouveau ni de remarquable; de là ces attaques contre moi, dirigées de telle sorte, qu'il devait m'être impossible de ne pas y répondre et de ne pas fournir la réplique dans cette polémique qu'il voulait engager.

Le premier acte hostile de M. Heurteloup a été la demande au président de l'Académie des sciences d'une interversion dans l'ordre des lectures, attendu, disait-il, que le mémoire pour la communication duquel j'étais inscrit avant lui ne pouvait avoir trait qu'à l'emploi du brise-pierre à cuillers, et que, comme il en est l'inventeur, il devait avoir la parole le premier. La lettre contenant ce bel argument fut insérée dans *la Gazette des Hôpitaux* le 13 avril 1846. On y lit cette phrase :

« J'attendais avec patience que je fusse appelé pour lire mon mémoire, lorsque j'appris qu'un chirurgien, *réveillé* par mon retour, et juste au moment de mon retour, se proposait d'entretenir avant moi l'Académie du percuteur courbe à cuillers, sous le prétexte de quelques modifications dans la manière de percuter. »

Je me contentai de plaisanter M. Heurteloup sur la faculté de seconde vue qui lui permettait de lire dans ma poche le mémoire qu'elle contenait, et de voir les instruments renfermés dans une boîte close. Cette familiarité me valut de la part de M. le baron une verte réprimande dans le numéro suivant du même journal : « Que

M. Leroy », disait-il d'un ton magistral, « sache donc que l'Académie des sciences n'a que faire de communications sans but qui ne la regardent pas, et à l'occasion desquelles elle a déjà exprimé une fatigue marquée. »

Puis, prenant à partie tous les lithotritistes parisiens, il leur demandait ce qu'ils avaient fait de sa méthode . résumant leurs travaux par cette phrase : *Les uns sont restés stationnaires, et les autres ont marché à reculons.* Il est bien entendu que je suis à la tête de ces derniers. Pour prouver que lui seul est en progrès, M. Heurteloup venait présenter à l'Institut un instrument que tous les chirurgiens ont entre les mains, et qu'il dit avoir inventé depuis treize ans. Vous trouverez peut-être qu'une telle vanité frise la folie et qu'il convient d'avoir de l'indulgence pour ses écarts ; je ne vais pas à l'encontre ; mais jusqu'à la constatation chez lui d'un développement anormal de l'estime de soi, je suis obligé de me défendre.

Cependant M. Heurteloup insistait toujours près de l'Académie pour obtenir la priorité de lecture ; les raisons à l'appui de sa requête n'étaient pas de nature à influencer le président de l'assemblée ; toutefois, pour ne pas augmenter l'état d'excitation dans lequel paraissait être l'auteur de ces lettres , on arrêta que nous lirions dans la même séance. Après plusieurs mois d'attente notre tour arriva ; vous savez que mon mémoire avait trait à un nouveau système de pulvérisation de la pierre. Celui de M. Heurteloup était, comme il l'avait annoncé, l'exposé des avantages des brise-pierres évacuateurs à cuillers, et une critique acerbe des modifications que j'ai apportées à la manière de l'appliquer. L'impression désagréable produite sur l'Académie par cette partie du mémoire, dont la lecture fut interrompue, a été reproduite dans les comptes rendus de divers journaux.

Agresseur à l'Académie des sciences et dans la presse

médicale, M. Heurteloup l'a été également dans les journaux politiques, et ici avec plus de violence encore et de
mauvais ton. Ceux de nos confrères qui tiennent la férule
dans les deux gazettes de médecine et des hôpitaux, tout
en me plaignant d'avoir été en butte à de telles attaques,
m'ont blâmé d'avoir suivi sur ce terrain mon adversaire.
Tout en remerciant ces messieurs des sentiments de bien-
veillance qui dominent dans leurs articles, je leur ferai
observer qu'ils en parlent bien à leur aise. Eh quoi! leur
dirai-je, un chirurgien nomade dépourvu de position ac-
tuelle, qui, pour s'en faire une, paraît avoir adopté cette
maxime : « *Abîme tout plutôt...* » vient crier au public par
vingt mille trompettes que je fausse mes instruments dans
la vessie de mes malades sans pouvoir les retirer, et vous
voulez que je reste sous le coup d'une pareille inculpation!
et vous ne voulez pas que je réprime l'effronterie de mon
accusateur en lui rappelant que, si un tel malheur pouvait
être imputé comme une faute au chirurgien, ce serait lui,
M. Heurteloup, qui serait le coupable! puisque cet acci-
dent-là même lui est arrivé dans les premières opérations
qu'il a pratiquées en Angleterre. Permettez-moi, chers
Aristarques, de rester persuadé que vous n'eussiez, pas
plus que moi, gardé le silence, et que la riposte de votre
part eût été certainement plus spirituelle, mais peut-être
aussi plus piquante et plus vive. Voyez en effet dans quels
termes modérés j'ai repoussé cette assertion malveillante :

« Quant au fait, dont parle M. le baron Heurteloup, d'un
instrument que l'on n'aurait pas pu fermer et qui serait
resté dans les organes, j'affirme qu'il ne s'est jamais ren-
contré dans ma pratique; je pourrais ajouter que mon
noble confrère s'est trompé de besace, et qu'il a cherché
dans celle de devant ce qu'il aurait trouvé dans celle de
derrière, si je ne voulais conserver le droit de lui dire que,
ce fait fût-il vrai, sa publication dans un journal politique

est un crime de lèse-médecine, car elle nuit à notre art sans être profitable à l'humanité. Les choses les meilleures dans ce bas monde ont toujours un côté faible; s'attacher à mettre ce côté en lumière est le propre des esprits étroits et jaloux : comment M. Heurteloup, riche d'esprit et d'imagination, s'est-il méconnu et oublié lui-même jusqu'à les imiter ? »

Le lendemain du jour ou cette lettre paraissait dans le journal *l'Epoque*, M. Heurteloup en publiait une seconde dans laquelle il disait, d'une part, que je n'ai rien fait de bon en lithotritie, et de l'autre que, dépositaire de son procédé, j'avais trompé sa confiance. A la première de ces assertions il me suffisait d'opposer les décisions de l'Académie des sciences, celle-ci, entre autres, rendue à l'occasion des prix Monthion, en 1828 : « L'idée première du procédé de l'évidement perfectionné par M. Heurteloup appartient à M. Leroy d'Étiolles, déjà connu de l'Académie des sciences comme *le principal inventeur des instruments de lithotritie*, etc. » Quant à l'autre partie de la lettre qui me présentait comme un mauvais dépositaire, elle n'était plus de nature à être discutée dans un journal ; aussi je réclamai directement de M. le baron Heurteloup une explication qui ne permît pas une interprétation injurieuse. Voici la rédaction de la déclaration que je lui demandais.

« Monsieur le rédacteur... je m'aperçois, en relisant ma
« lettre insérée dans votre numéro du 23, que la dernière
« phrase peut prêter à une interprétation autre que celle
« qu'il entrait dans mon intention de lui donner. Le mot
« *dépositaire* ne veut pas dire qu'en quittant la France j'eusse
« *confidentiellement* laissé en *dépôt* à M. Leroy-d'Étiolles
« un procédé ; cela veut dire seulement que ce chirurgien
« a pris *bénévolement*, en 1832, la défense de mes idées,
« comme en 1824 j'avais pris la défense des siennes ; et
« de même que j'avais perfectionné son système de litho-

« tritie par usure progressive, de même il a modifié mon
« système de lithotripsie par percussion. Cette modifica-
« tion, il la considère comme un perfectionnement, et je
« la regarde, moi, comme défectueuse malgré le jugement
« de l'Académie des sciences. »

Cet exposé simple et exact des faits ne fut pas accepté
par M. Heurteloup, qui refusa de me donner aucune satis-
faction ; le seul parti que j'eusse à prendre alors était de
lui jeter publiquement à la face un démenti, c'est ce que
j'ai fait.

Je supposais que M. le baron, en me plaçant dans cette
dure nécessité, avait calculé les conséquences de sa conduite et qu'il était décidé à les braver ; mais je me trom-
pais : il paraît que son long séjour à l'étranger lui a fait
perdre l'intelligence de certains mots français ; car, au
lieu de la réponse que je m'attendais à recevoir, j'ai pu
lire dans *l'Epoque* du lendemain un commentaire à mon
démenti et la répétition de la phrase sur laquelle il base
ses insinuations calomnieuses.

Ce dernier *factum* n'était que méprisable, et je l'ai dé-
daigné. Que dire à qui ne sait ni réparer ni soutenir une
injure ?

Tel est, mes chers collègues, le narré fidèle d'une discussion déplorable. Vous y verrez clairement, j'espère,
que votre président s'y est trouvé forcément entraîné par
une agression qualifiée de brutale dans deux journaux de
médecine ; que cette discussion, il l'a soutenue loyalement,
et qu'il n'a pas démérité le titre dont vous l'avez honoré.

Mais il ne me suffit pas de prouver que toute ma conduite dans cette affaire a été irréprochable. Jaloux de jus-
tifier vos suffrages, je prétends démontrer qu'elle a été
généreuse, et que j'ai le droit de renvoyer à mon adversaire l'inculpation d'oubli et d'ingratitude qu'il m'a im-
prudemment adressée.

Que l'on jette les yeux sur les instruments représentés
dans les fig. 1, 2, 3, 4; l'un est le percuteur de M. Heur-

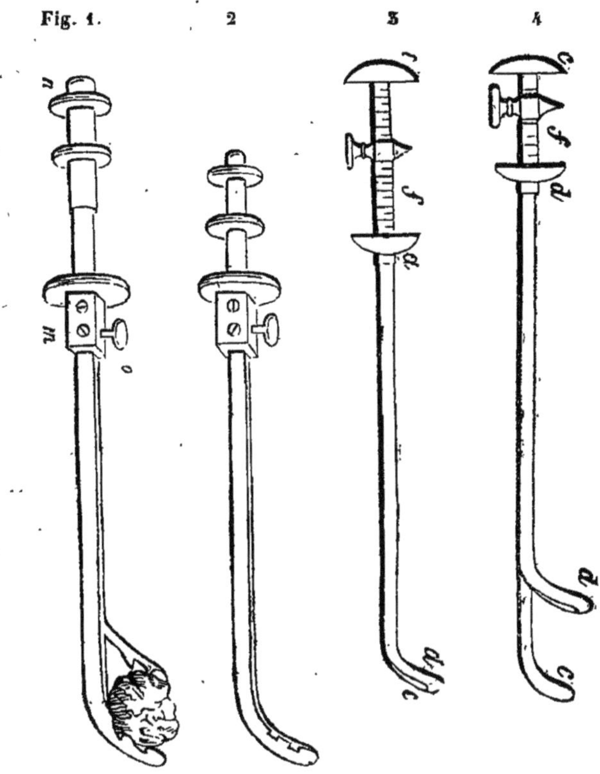

teloup, publié en 1832; l'autre est mon lithomètre publié
et figuré dans le *Journal général de Médecine*, t. 109, année
1828, c'est-à-dire quatre ans auparavant; il est difficile de
ne pas voir entre ces instruments une similitude de structure; si j'ajoute que dès cette époque je fis publiquement
sur des cadavres l'application d'un instrument brise-pierre
tout semblable par le mécanisme exécuté pour moi par
M. Retoré, l'analogie devient complète. Est-il beaucoup de
chirurgiens qui, ayant de tels antécédents à faire valoir, au-
raient gardé le silence et se seraient abstenus de réclamer

2

une part dans les récompenses attribuées par l'Académie
des sciences à ce mode d'écrasement, ou du moins dans
l'honneur de l'invention? Eh bien! non-seulement je me
suis effacé, mais encore j'ai pris la défense de M. Heurteloup lorsque ses rivaux, en Angleterre, ont voulu lui opposer l'antériorité du brise-pierre à deux branches Leroy
et Retoré. Voici ce que j'écrivais à ce propos, en 1839,
dans mon Histoire de la lithotritie, p. 53 :

« Ce brise-pierre et les tentatives auxquelles il avait donné
lieu étaient oubliés, même de ceux qui devaient le mieux
se les rappeler, puisque Leroy avait omis d'en faire men-
tion dans son tableau historique de la lithotritie, lorsque
Costello le vit entre les mains de son compatriote Fisher, auquel Retoré l'avait prêté. Costello se prétend
l'émule d'Heurteloup en Angleterre ; il crut, en tirant
ce brise-pierre de la poussière et de l'oubli, avoir trouvé
un excellent moyen de déposséder son puissant rival de
l'invention du percuteur : il s'empressa donc de publier
que la découverte du nouveau brise-pierre appartenait à
un Anglais, ce qui ne pouvait manquer de trouver créance
dans la Grande-Bretagne ; toutefois, Fisher refusa la
part d'invention qui lui était faite si gratuitement ; et
Leroy-d'Étiolles, rappelant ses souvenirs, porta le flam-
beau de la vérité sur un fait important de l'histoire de la
lithotritie, mais qui ne fut en réalité qu'une tentative in-
fructueuse ignorée d'Heurteloup, de laquelle, par consé-
quent, il ne put profiter pour l'invention du percuteur. »

Est-il possible d'établir avec plus de sollicitude et de
désintéressement les titres d'un ami? Ne faisais-je pas plus
pour M. Heurteloup qu'il n'avait fait pour moi, dans ma
querelle avec M. Civiale, au sujet des instruments qui, les
premiers, ont rendu la lithotritie possible? car enfin il ne
mettait rien du sien, et il ne faisait que réclamer de
M. Civiale ce qu'il s'était approprié à mon préjudice,

tandis que pour maintenir sa part entière dans la question
du brise-pierre à deux branches, je faisais l'abandon com-
plet de la mienne.

Le lithomètre et le brise-pierre Leroy-Retoré ne sont
pas les seuls instruments qui priment le percuteur de
M. Heurteloup. Dès l'année 1825, deux ans seulement
après la publication de ma pince à trois branches, un
coutelier de Londres, M. Weiss, avait dans un catalogue
de ses inventions donné la description et la figure d'un
instrument formé de deux branches courbés à leurs ex-
trémités, glissant à coulisse l'une sur l'autre, et se rap-
prochant par l'action d'une vis. Il y avait en outre une
scie qui pouvait agir sur la pierre à la volonté du chirurgien. Lorsque cette scie était assujettie dans sa rainure,
l'instrument était en tout semblable, par le mécanisme et
l'action, aux brise-pierres à écrou dont nous faisons encore
aujourd'hui un assez fréquent usage, fig. 5, 6 ; cette simi-

Fig. 5.

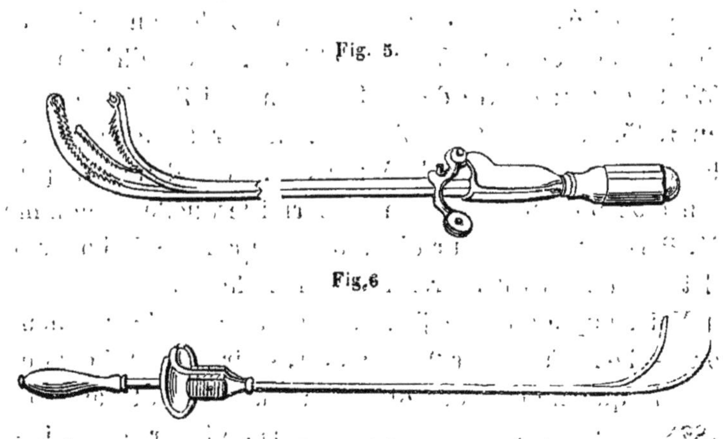

Fig. 6.

litude est telle que la plupart des auteurs anglais attribuent à M. Weiss l'invention de la lithotripsie avec le
bilabe courbe. Je me suis encore sur ce point porté le
défenseur de M. Heurteloup, ainsi que l'on peut voir par
cet autre extrait de mon Histoire de la lithotritie, p. 40 :

« Il n'y avait qu'un pas à faire, il est vrai, pour arriver de ce lithoprione au percuteur : un tour d'écrou de plus, en rompant le calcul que l'on n'aurait voulu que fixer, pouvait faire franchir ce pas ; mais Weiss a laissé son œuvre incomplète. Leroy et Retoré sont arrivés plus près encore, ainsi que nous le dirons tout à l'heure, de l'écrasement, avec un instrument courbe à deux mors ; mais un essai infructueux a reculé de six ans l'invention du brise-pierre dont aujourd'hui nous faisons usage. Plusieurs auteurs anglais, M. King entre autres, attribuent à Weiss l'idée première du percuteur ; mais c'est à tort : la petite brochure de Weiss n'indique pas d'autre instrument ayant une forme semblable, et l'on peut s'assurer que l'écrou avait pour objet de maintenir la pierre, non de la broyer. »

Ce n'est pas tout encore, deux autres instruments à deux branches, d'une date antérieure, ont surgi à l'annonce du percuteur : l'un de Stodart, qui n'a point reçu de publicité, mais qui a pour garant de son existence l'honorable docteur White, chirurgien de l'hôpital de Westminster ; l'autre de M. Hogdson, qui l'a fait exécuter en 1825, et qui dit l'avoir appliqué sur l'homme vivant la même année, dans l'hôpital de Birmingham, en présence de plusieurs personnes, parmi lesquelles il nomme M. Partrige, professeur d'anatomie au collége de Londres. Cet instrument est représenté dans la fig. 7.

Voici l'opinion que j'exprimais au sujet de ces deux brise-pierres à la page 98 de mon Histoire de la lithotritie :

« Ce que nous avons dit de la tentative faite aussi en 1825, par Leroy et Retoré, peut s'appliquer aux brise-pierres de Stodart, de Haygarth et de Hogdson. Les témoignages honorables qui déposent de l'existence de ces instruments ne laissent point de doute sur leur antériorité, mais ne sauraient tenir lieu de publicité. Le mérite d'avoir, le premier, rendu ces sortes de brise-pierres applicables, appartient donc à Heurteloup. »

Fig. 7. 8.

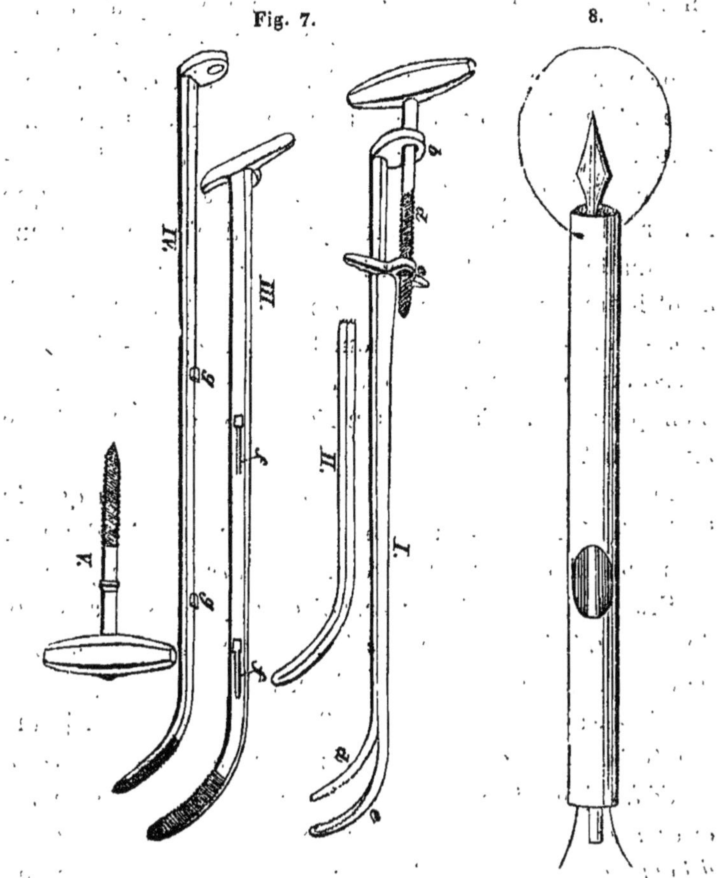

Enfin, dans mon étude historique de la lithotritie, rappelant la violente opposition de M. Civiale pendant deux années contre les brise-pierres à deux branches, j'ajoutais : « Pour moi, toujours prêt à reconnaître ce que mes compétiteurs font de vraiment utile, je donnai des applaudissements sincères à M. Heurteloup pour son invention, tout en regrettant de n'avoir pas continué à marcher dans cette voie, et de m'être arrêté au moment de toucher le but. » Et c'est pour reconnaître tant d'empressement et tant d'abnégation que M. Heurteloup protestait, il y a un mois, dans le journal *la Presse*, contre la qualification de principal inventeur de la lithotritie qu'on m'y avait donnée, renvoyant ce titre à M. Gruithuisen, dont l'instrument informe, fig. 8, moins avancé que celui de Sanctorius, atteste plus encore que ce dernier une idée incomplète et une tentative avortée. Il paraît, du reste, que M. Gruithuisen l'a bien senti, puisqu'il n'a élevé aucune réclamation contre les décisions de l'Institut; certes, il y avait infiniment plus loin de son anse de fil de fer à mon *trois–branches* que du lithomètre et du scie–pierre de Weiss au percuteur. M. Heurteloup ne mériterait-il pas bien qu'on lui fît l'application rigoureuse de sa théorie de l'invention?

Lors donc que j'écrivais, dans mon Etude historique de la lithotritie, page 31 : « En repartant pour l'Angleterre, mon ami Heurteloup me confia *l'avenir* de son procédé en France; et je crois pouvoir dire que je me suis acquitté de cette mission selon *ses désirs*, car mes efforts n'ont pas peu contribué à le faire prévaloir, malgré l'opposition de M. Civiale; » lors, dis-je, que j'écrivais ces lignes, je me montrais ami sincère et dévoué; car au lieu des mots *selon ses désirs*, j'aurais pu dire *au delà* de ses désirs et de son *espérance;* tandis que M. Heurteloup a commis une action *déloyale* en s'emparant de cette phrase pour s'en faire une arme, et en faussant le sens de mes paroles, pour insinuer que j'ai agi en *dépositaire infidèle.*

Arrivons maintenant au brise-pierre évacuateur à cuillers, qui a servi de prétexte à l'agression de M. le baron Heurteloup. Ce noble émigré, en venant revendiquer ce qu'il appelle son domaine, s'étonne que cette partie du champ de la lithotritie n'ait pas été mise pour lui en réserve, ou qu'elle n'ait pas été cultivée pour son compte; « l'Académie, disait-il, dans *la Gazette des Hôpitaux* du

« 20 avril, doit conserver à ceux qui font des découvertes
« l'avantage de les lui présenter, *et avant toute autre per-*
« *sonne celui d'en développer les conséquences.* »

Le titre sur lequel M. Heurteloup, nouveau marquis de
Carabas, s'appuie pour faire ainsi main-basse sur la ré-
colte laborieusement semée par d'autres, est une lettre
de M. le docteur Forbes, publiée en 1833, suivie d'un silence de treize années : et il s'étonne qu'on ait attribué en
France cette forme d'instrument et ce procédé à celui qui
en a fait un constant usage, et qui en a préconisé les
avantages dans des lectures académiques : il a pratiqué,
dit-il, de nombreuses opérations à l'étranger, mais qui le
savait s'il ne les publiait pas? Pour moi, je n'ai jamais
cherché à m'attribuer le brise-pierre à cuillers, à l'exclu-
sion de M. Heurteloup, et bien que je crusse fermement
en avoir fait l'application le premier, car je ne connais
que depuis peu l'observation de M. Forbes. Néanmoins,
je considérais si bien cette forme de brise-pierre comme
une simple modification du percuteur; j'étais tellement
persuadé que M. Heurteloup avait dû y songer; j'avais
une telle appréhension d'empiéter sur ses idées et ses
droits, que dans mon Histoire de la lithotritie je me contentai d'accoler mon nom au sien, en décrivant les moyens
d'évacuation artificielle des débris de pierre.

« Pour opérer cette extraction, disais-je, p. 81, Heurteloup et Leroy ont imaginé des moyens à peu près ana-
logues : les mors du brise-pierre, formés d'une double
gouttière, se remplissent de détritus; et lorsque la percussion est parvenue à les rapprocher, ils rapportent au-
dehors un cylindre lithique : des injections faites à travers
une sonde munie de grands yeux et d'un mandrin articulé,
achèvent de nettoyer la vessie. Les dents qui terminent le
mandrin articulé servent à couper et pulvériser les frag-
ments engagés en travers dans les yeux de la sonde. Heur-

teloup opère cette section par la pression ; Leroy, par la rotation du mandrin. »

Cette adjonction de mon nom à celui de M. Heurteloup, que je considérais comme une courtoisie, fut repoussée comme une mésalliance par M. le baron, qui, dans sa première lettre au journal *l'Epoque*, 15 mai 1846, me fit sentir mon outrecuidance de la bonne manière.

« Ceci, disait-il, donne la raison de l'ardeur que met M. Leroy à faire croire qu'il est pour quelque chose dans mes travaux. »

Et dans le numéro du 20 mai, il ajoutait :

« Comment se fait-il que rien de ce qu'a fait M. Leroy ne soit resté dans la science et que *toute* la lithotritie repose maintenant sur mes travaux ? »

Pendant que M. le baron Heurteloup fait la roue, se congratule et demeure en admiration devant son *moi*, il ne s'aperçoit pas que tout marche, se modifie, se perfectionne, et qu'aujourd'hui, par une série de substitutions partielles semblables à l'absorption moléculaire, il ne reste plus rien de son percuteur ?

Et d'abord cette dénomination de *percuteur* est devenue un non-sens, puisque sur tout le globe, l'Angleterre exceptée, l'écrasement de la pierre se fait dans la plupart des cas, non par percussion, mais par pression, soit avec mon écrou brisé [1], soit au moyen du pignon de M. Charrière.

---

[1] M. Civiale, habitué à se fournir chez moi d'idées nouvelles, que M. Jourdan se charge ensuite, dit-on, d'habiller à son usage et d'aligner en volumes, M. Civiale, dis-je, avait trouvé l'écrou brisé à sa convenance ; l'Académie des sciences ayant été saisie de la question, une commission composée de Larrey et de M. Roux l'a décidée de la manière suivante : « Il est probable que ces deux habiles lithotritistes, sans avoir connaissance de leurs procédés respectifs, ont eu la même pensée, et l'ont mise à exécution chacun de son côté ; *mais enfin il ne reste aucun doute pour vos commissaires que M. Leroy-d'Etiolles l'a émise le premier.* »

Avec le marteau ont disparu les étaux fixes, les lits rectangles, les lits pupitres, etc. ; car l'écrasement par pression n'a pas besoin de tout cet attirail, le premier coussin venu avec lequel on soulève le siége du malade lui suffit : et voilà pourquoi la lithotritie se généralisait en France, pendant que de l'autre côté du détroit, où M. Heurteloup s'efforçait de maintenir la croyance à la nécessité absolue de la percussion, elle perdait du terrain et arrivait à ne plus pouvoir soutenir le parallèle avec la taille.

L'extraction artificielle des débris de calculs urinaires, au moyen des brise-pierres à cuillers, dont les avantages sont mieux appréciés aujourd'hui, rend, il est vrai, plus fréquent l'emploi de la percussion ; mais ici intervient mon *percuteur ou gouttière à détente*, qui, prenant son point d'appui sur le brise-pierre, se meut avec lui, s'en détache en un instant et n'a pas plus besoin de lit spécial et d'étau que la méthode de la pression elle-même. M. Heurteloup a bien senti que la généralisation de ce mode de percussion doit achever ce que la pression a commencé, c'est-à-dire mettre tout à fait de côté son marteau, son point fixe, son procédé enfin, puisque c'est là tout ce qui lui revient dans la méthode de l'écrasement ; de là ses attaques immodérées contre le percuteur à détente et contre son inventeur.

Il reproche à cet instrument de produire un choc toujours invariable, de n'avoir pas assez de force pour rapprocher les branches d'un brise-pierre à cuillers pleines de détritus et d'en avoir trop pour un petit instrument.

Je ne m'abriterai pas derrière le rapport fait à l'Académie des sciences en 1839 par Larrey et Breschet, lequel déclare le percuteur à détente *un progrès réel* en lithotritie, et j'accepte volontiers la discussion. Si M. Heurteloup, lorsqu'il m'a fait, il y a quelques mois, l'honneur de venir me voir, au lieu de se contenter de jeter un

Fig 9.   10.

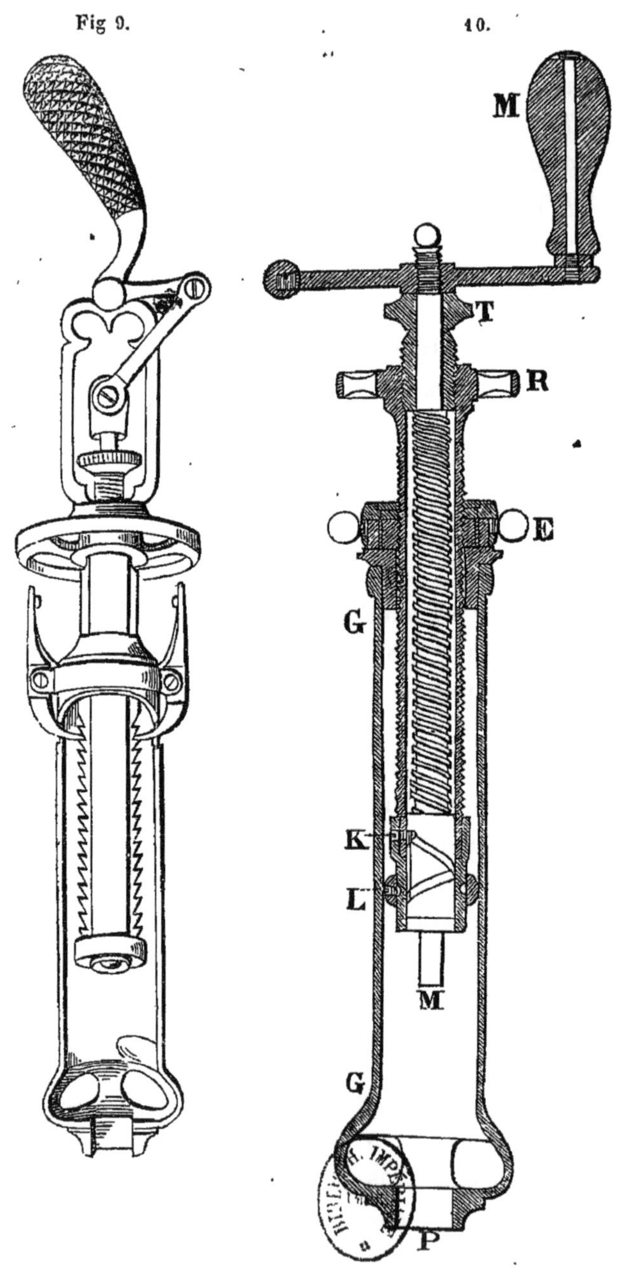

regard de mépris sur cet appareil, avait daigné me faire quelques questions sur sa manière d'agir, il aurait pu s'assurer qu'au moyen d'une vis très-rampante qui presse sur le ressort, on peut rapidement et régulièrement varier la force du coup et frapper tout aussi scientifiquement (c'est le mot dont il nous assomme) qu'avec l'étau et le marteau. Il aurait vu que je puis ainsi à volonté briser la coque d'une noisette sans écraser son amande, et développer une force telle que le plus puissant des brise-pierres dont se sert M. Heurteloup ne pourrait y résister. Fig. 9, 10. Il y a plus, la force du choc par le ressort est mieux proportionnée à la résistance connue du lithotribe, qu'elle ne peut l'être avec les marteaux, alors même qu'on en aurait autant que de brise-pierres, et d'un poids décroissant avec le volume de ces instruments ; car l'impulsion de la main qui les fait agir ne peut être ni calculée ni réglée.

Dans la fig. 10 on voit, par une section du tube, le ressort en spirale ou à boudin, qui produit le choc : la tension et la détente de ce ressort s'opèrent de deux manières différentes dans les deux instruments.

La structure du brise-pierre courbe a subi également un changement important qui le fait différer essentiellement de l'instrument primitif de M. Heurteloup : les deux branches du percuteur glissaient l'une sur l'autre au moyen de deux rainures en queue d'aronde comme le compas des cordonniers sur lequel il a été calqué. Il résultait de là un défaut de solidité qui s'est produit dès les premières opérations pratiquées en Angleterre ; l'instrument faussé et fermé incomplétement n'a pu franchir l'origine de la portion membraneuse de l'urètre. M. Brodie, qui était présent, imagina de faire une incision au périnée, de faire saillir, par cette ouverture, les branches écartées du percuteur, et de les rapprocher avec des tenailles, après quoi la sortie devint facile.

Je ne sais qui, de M. Charrière ou de M. Sir Henry, a le premier donné à la branche femelle des brise-pierres la forme d'une gouttière. Je n'ai pas eu le loisir de vérifier les titres de chacun d'eux à cette modification, mais son auteur, quel qu'il soit, a fait une chose bonne, utile, puisque l'instrument a gagné en solidité tout en diminuant de volume. M. Heurteloup, qui l'a adoptée, me permettra-t-il de lui demander pourquoi, lui qui se fâche lorsque l'on parle de brise-pierres à cuillers sans le nommer, n'a jamais, que je sache, dit un mot de cette disposition en gouttière des instruments à deux branches, laquelle pourtant a grandement contribué à leur succès?

Enfin, pour terminer l'examen des transformations subies par le procédé de M. Heurteloup, je dirai que le lit-opératoire primitivement nommé *lit rectangle* a été tellement modifié par divers chirurgiens, principalement par M. Rigal, qu'il n'est plus reconnaissable aujourd'hui.

A cette analyse de ses travaux, M. Heurteloup va sans doute opposer un dédain superbe, et il répétera cette phrase qu'il a insérée dans la *Gazette des Hôpitaux*, du 20 avril : « Ce qui a été publié sur cet instrument n'a pas mon approbation. » Nous pouvons être persuadés que M. le baron est plein de conviction et de sincérité dans sa manière d'apprécier ses travaux et ceux de ses émules; il est difficile, à la vérité, qu'il n'en soit pas ainsi, puisqu'il considère les uns et les autres avec les deux côtés opposés de la lunette.

Un dernier mot avant de clore cette longue épître : M. le baron Heurteloup retourne-t-il parmi nous riche des guinées qu'il a récoltées en Angleterre et des 400,000 roubles qu'il a reçus de l'empereur de Russie, comme escompte du sang français que son invention de fusils pourra faire verser un jour? Alors je lui dirai qu'il est mal de compromettre la dignité médicale par une publicité désordonnée,

que le besoin et la détresse excuseraient à peine. Revient-il
au contraire comme l'enfant prodigue? dans ce cas je dirai
à nos confrères en lithotritie que nous ne devons pas ou-
blier les importants services rendus par lui à notre art,
et qu'il convient de nous serrer pour lui faire place à notre
table, quoique le banquet, par suite de la généralisation
de la méthode, soit aujourd'hui moins abondamment servi,
et que nous n'ayons plus de veau gras à lui offrir : mais
c'est à la condition qu'il mettra de côté ses manières hau-
taines, et qu'il daignera nous traiter d'égal à égal ; la mo-
destie, d'ailleurs, sied bien au mérite, et celui de M. Heurteloup est assez connu pour qu'il puisse se permettre d'être
modeste.

Veuillez, mes chers collègues, accueillir avec bienveil-
lance cette lettre dictée par la crainte de voir ma conduite
inexactement appréciée, et par mon ardent désir de jus-
tifier vos suffrages.

J'ai l'honneur d'être votre affectionné confrère,

LEROY-D'ETIOLLES.

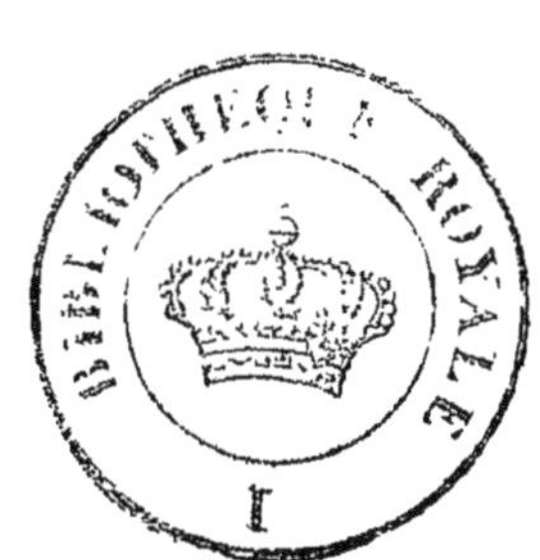